Adieu cellulite.   *La connaitre pour mieux la combattre.*

AF132119

Raymond Mialon

Adieu cellulite.   *La connaitre pour mieux la combattre.*

Raymond Mialon

Adieu cellulite.   *La connaitre pour mieux la combattre.*

Raymond Mialon

Adieu cellulite :

la connaitre,

pour mieux la vaincre :

Par : Raymond Mialon

Raymond Mialon

Adieu cellulite.   *La connaitre pour mieux la combattre.*

Loi n°49-956 du 16 juillet 1949 sur les publications destinées à la jeunesse, modifiée par la loi n°2011-525 du 17 mai 2011.

© *Copyright 2023 Raymond Mialon*
Édition : BoD - Books on Demand, info@bod.fr
Impression : BoD - Books on Demand, In de Tarpen 42,
Norderstedt (Allemagne)
Impression à la demande
ISBN : 978-2-3225-0093-2
Dépôt légal : Décembre 2023

Raymond Mialon

Introduction :

La cellulite est souvent mal comprise et entourée de mythes.

Nous introduisons l'importance de comprendre ce que c'est réellement pour mieux la combattre.

Pourquoi est-il crucial de démystifier la cellulite ? Parce que, sans une compréhension approfondie de son origine et de son développement, il est difficile de choisir les stratégies de réduction appropriées.

Nous expliquons pourquoi il est essentiel de développer cette compétence d'observation.

En montrant aux lecteurs comment examiner leur peau et identifier les signes de cellulite, nous les aidons à prendre conscience de l'étendue du problème.

Cette étape est cruciale pour élaborer un plan d'action personnalisé.

Nous exposons les complices de la cellulite, tels que le régime alimentaire, le manque d'exercice, les déséquilibres hormonaux et le stress.

Nous expliquons comment ces facteurs contribuent à la formation et à l'aggravation de la cellulite.

Il est essentiel de mettre en lumière ces complices, car cela aide les lecteurs à comprendre pourquoi leur approche globale de la santé est cruciale pour lutter efficacement contre la cellulite.

Pourquoi ce livre?

Ce livre a été créé dans le but d'apporter des informations et des conseils pratiques aux personnes concernées par la cellulite. Il vise à fournir une perspective équilibrée et positive sur la cellulite, en mettant l'accent sur l'acceptation de soi, la santé globale et le bien-être mental.

Le besoin de ce livre découle du fait que la cellulite est souvent mal comprise et entourée de stigmates négatifs. De nombreuses personnes éprouvent une gêne et une insatisfaction par rapport à leur apparence en raison de la cellulite, ce qui peut avoir un impact sur leur estime de soi et leur qualité de vie.

L'objectif de ce livre est de changer la perception de la cellulite en offrant des informations factuelles et des conseils pratiques. Il vise à aider les lecteurs à développer une attitude positive envers leur corps, à cultiver l'estime de soi et à adopter des habitudes de vie saines.

Ce livre abordera également les aspects psychologiques liés à la cellulite, en fournissant des conseils pour gérer les émotions négatives et cultiver une image corporelle positive. Il mettra en évidence des histoires de réussite et des exemples concrets pour motiver et inspirer les lecteurs.

En résumé, ce livre a pour objectif d'éduquer, d'informer et de soutenir les personnes concernées par la cellulite, en les aidant à adopter une perspective positive, à développer l'estime de soi et à mener une vie épanouissante, indépendamment de l'apparence physique.

Estime de Soi :

En comprenant la cellulite et en apprenant à la gérer, les lecteurs peuvent regagner confiance en eux et se sentir plus en contrôle de leur bien-être.

Lutte Contre les Pressions Sociales :

Les pressions sociales et les normes de beauté irréalistes ont un impact sur la confiance en soi de nombreuses personnes.

Ce livre aide à briser ces stéréotypes en montrant que la cellulite est un problème normal, mais gérable.

En fin de compte, ce livre vise à éduquer, à inspirer et à donner aux lecteurs les outils nécessaires pour mieux comprendre et combattre la cellulite.

Il s'agit d'une ressource précieuse pour quiconque est concerné par ce problème de santé de la peau et souhaite agir pour améliorer sa qualité de vie.

Ce livre, intitulé "Adieu Cellulite, la Connaître pour Mieux la combattre", a été créé dans le but de répondre à plusieurs besoins importants :

Démystification de la Cellulite :

Cependant, elle est souvent mal comprise, entourée de mythes et de désinformation.

Ce livre vise à démystifier la   en fournissant des informations précises et basées sur des faits.

Éducation et Prise de Conscience :

La première étape pour combattre la cellulite de manière efficace est de la comprendre.

Ce livre éduque les lecteurs sur la nature de la cellulite, son développement et les facteurs qui y contribuent.

Il aide les lecteurs à prendre conscience de ce problème de santé de la peau.

Fournir des Solutions Pratiques :

La cellulite peut être une source de frustration pour de nombreuses personnes.

Ce livre offre des solutions pratiques, des conseils et des méthodes éprouvées pour réduire l'apparence de la cellulite.

Il guide les lecteurs à travers des stratégies concrètes qu'ils peuvent mettre en œuvre dans leur vie quotidienne.

Confiance en Soi :

La cellulite peut avoir un impact sur l'estime de soi et la confiance en son apparence.

En fournissant des moyens de combattre la cellulite, ce livre aide les lecteurs à regagner confiance en eux et à se sentir mieux dans leur peau.

Un Récit Engageant et Divertissant :

L'utilisation du détective "Ray la Science" et d'un style d'écriture mêlant drame et humour noir rend le livre engageant et divertissant à lire.

Il transforme le sujet de la cellulite en une enquête captivante et stimulante.

Réponse aux Besoins de la Société :

La pression sociale liée aux normes de beauté irréalistes peut avoir un impact négatif sur l'estime de soi.

Ce livre répond à un besoin de société en aidant les individus à remettre en question ces normes et à se sentir mieux dans leur propre corps.

En résumé, ce livre a été créé pour éduquer, informer, et aider les lecteurs à mieux comprendre et combattre la cellulite.

Il s'adresse à toute personne intéressée par ce problème de santé de la peau, offrant des informations précieuses et des stratégies pratiques pour améliorer leur bien-être.

Chapitre 1 : Le Mystère de la Cellulite :

Ray la science, détective de renom, se pencha sur son bureau encombré de dossiers et de rapports, éclairé par une lumière tamisée qui soulignait l'atmosphère de mystère.

Son regard perçant scruta un document posé devant lui, portant le titre énigmatique : "Le Mystère de la Cellulite".

Si j'ai résolu bon nombre d'enquêtes au cours de ma carrière, aucune ne ressemblait à celle-ci.

La cellulite, cette petite embrouilleuse, s'était infiltrée dans la vie de tant de personnes sans qu'elles s'en rendent compte.

Une vraie espionne, sournoise et discrète, qui se tapissait sous la peau, prête à faire des siennes.

La cellulite, c'est comme une taupe dans un jeu de poker.

Elle se cache, elle triche, elle embrouille les cartes.

Pourtant, elle est là, bien réelle, et elle peut frapper à tout moment. Alors, si vous pensiez que c'était juste une question d'apparence, détrompez-vous.

La cellulite, c'est bien plus que ça. C'est une énigme à élucider.

Mes clients, désespérés, m'avaient contacté pour résoudre ce mystère.

Certains l'appelaient "peau d'orange", d'autres "gras sous-cutané".

Peu importe le nom qu'on lui donne, elle reste une énigme, une ombre qui plane sur la confiance en soi de tant de gens.

J'ai donc décidé de plonger tête la première dans cette enquête. J'allais tout faire pour

découvrir les secrets de la cellulite,
comprendre comment elle agit, comment elle
se cache, et surtout, comment la combattre.

Parce que la seule chose que je déteste plus
qu'une énigme non résolue, c'est une énigme
qui gagne du terrain.

Alors, accrochez-vous bien, chers lecteurs, car
nous allons explorer les méandres du mystère
de la cellulite.

Nous allons la traquer, la démasquer et, je
l'espère, la mettre hors d'état de nuire.

Car, comme tout bon détective vous le dira, il
n'y a pas de mystère trop petit ni trop
insaisissable pour échapper à la perspicacité
d'un enquêteur déterminé.

Et la cellulite, je le promets, ne fera pas
exception.

Exemple dramatique :

"Mystère et émoi, voilà ce qu'a vécu Charlotte, une secrétaire aux jambes impeccables. Mais un jour, elle découvrit la cellulite, cette espionne infiltrée dans son corps.

Elle en était si perplexe qu'elle écrivit dans son journal intime :

'Je ne comprends pas comment cette cellulite est arrivée sans prévenir, comme une taupe dans le jardin de ma peau lisse.'"

Voyez ! Comment ne pas réagir à cela ?

Ray la Science et le Cas de la Cellulite Insaisissable :

Vous voilà embarqués dans une aventure tout à fait singulière, mes amis. Imaginez un instant que la cellulite soit comme cette espionne diabolique qui se faufile dans les recoins les plus inattendus de votre vie.

Elle est insaisissable, imprévisible, et semble apparaître du jour au lendemain, tel un agent secret qui sort de l'ombre pour accomplir sa mission secrète.

La cellulite, cette ennemie redoutable, nous intrigue depuis des générations.

Elle se faufile dans nos vies, sans laisser de note ni de trace, et elle semble toujours un peu plus rusée que nous.

C'est comme si elle avait passé des années à se former dans l'ombre, à planifier sa grande apparition, prête à nous surprendre lorsque nous nous y attendons le moins.

Sous sa surface, la cellulite abrite des secrets bien gardés.

Elle est composée de cellules adipeuses rebelles, prêtes à résister à toutes les tentatives de les éliminer.

Elle nous nargue depuis nos miroirs, nous rappelant sans cesse qu'elle est là, tapis dans l'ombre, prête à nous jouer des tours.

Ray est prêt à tout pour élucider ce mystère et à nous guider dans une enquête pour mieux comprendre notre ennemie insaisissable.

Préparez-vous, car avec l'humour et le style détective digne des meilleurs fins limier jamais rencontré. nous allons décoder les indices de la cellulite et la traquer comme jamais auparavant !

Ray la Science se frotta le menton, perplexe.

La cellulite, cet ennemi furtif, était de retour pour défier l'intelligence de notre détective intrépide.

Mais Ray n'était pas homme à reculer devant un défi.

Avec son sens de l'humour aiguisé comme une lame, il était bien décidé à prendre l'affaire en main.

"Bon, ma vieille amie la cellulite, tu as réussi à mystifier le monde pendant trop longtemps," murmura-t-il en lorgnant une boîte de chocolats sur la table.

"Il est temps de découvrir tes secrets les plus sombres."

Ray la Science avait élaboré un plan pour traquer cette espionne insaisissable.

Il commencerait par rassembler toutes les informations disponibles sur la cellulite, un peu comme s'il constituait un dossier sur un criminel en fuite.

Son bureau était jonché de livres, d'articles de recherche, et de photographies de personnes célèbres et anonymes qui avaient été prises en embuscade par la cellulite.

Il avait même concocté une liste de noms farfelus pour désigner les complices alimentaires de cette ennemie sournoise.

"Ah, l'ennemi rôde dans nos assiettes, dans nos armoires à collations, et il ne laisse aucune miette derrière lui," marmonna Ray en se servant une tasse de café.

"Mais je vais le démasquer, oh oui, je vais lui mettre la main dessus !"

Ray la Science avait l'intention d'interroger des témoins, ou du moins des personnes qui avaient déjà eu affaire à la cellulite.

Il voulait comprendre comment elle agissait, comment elle s'introduisait dans la vie des gens, et comment elle les prenait au dépourvu.

Il avait également prévu de concocter des solutions farfelues pour combattre cette ennemie redoutable.

 Après tout, quoi de mieux qu'un peu d'humour pour égayer une bataille contre une adversaire aussi sérieuse ?

Alors que Ray feuilletait les premières pages de son enquête sur la cellulite, un sourire déterminé se dessina sur son visage.

Il était prêt à traquer cette espionne insaisissable comme seul un détective de son

style pouvait le faire : avec intelligence,

détermination, et une bonne dose d'humour.

Chapitre 2 : Les Indices Cachés :

Après avoir scruté ce mystérieux dossier de cellulite, je savais que ma première étape consistait à rassembler tous les indices cachés.

Comme tout bon détective, je savais que la clé pour résoudre un mystère était de comprendre ses détails les plus subtils.

La cellulite était rusée, mais j'étais encore plus déterminé.

J'ai plongé dans les profondeurs de la connaissance médicale, dévorant des livres épais et interrogeant des experts.

Ce que j'ai découvert était aussi inattendu que fascinant.

La cellulite était un complot de cellules adipeuses sous la peau, une véritable armée de vilaines qui formaient une alliance sournoise pour créer cette texture bosselée.

Elles se cachaient dans les zones les plus inaccessibles du corps, telle une organisation secrète.

En utilisant mon flair de détective, j'ai également identifié les indices visuels et tactiles qui indiquaient la présence de cette cellulite insaisissable.

Des petites bosses, des creux, une peau d'apparence inégale... C'était comme un jeu de piste, mais au lieu de suivre des indices en papier, je suivais les signes sur la peau.

Mais la cellulite était encore plus rusée qu'elle ne le laissait paraître.

Elle pouvait se camoufler, disparaître sous certains angles pour mieux réapparaître à d'autres.

C'était un véritable ninja de la peau.

J'avais maintenant les indices, mais je devais aller plus loin.

Je devais comprendre comment ces cellules adipeuses travaillaient ensemble pour créer cette texture disgracieuse.

Le mystère de la cellulite se complexifiait, et j'étais prêt à percer ses secrets, un indice à la fois.

Au fur et à mesure que je creusais plus profondément dans le mystère de la cellulite, je découvrais que ses origines étaient multifactorielles.

Elle n'était pas le résultat d'une seule cause, mais plutôt d'une combinaison de facteurs.

Le régime alimentaire, le manque d'exercice, les déséquilibres hormonaux, et même le stress jouaient un rôle dans la création de cette énigme corporelle.

Pire encore, la cellulite avait une propension à se reproduire.

Si on ne l'arrêtait pas à temps, elle pouvait se propager comme une épidémie, affectant d'autres zones du corps.

C'était comme si elle avait sa propre volonté, une volonté de persévérer, de résister à tous les efforts pour la vaincre.

Mais, en tant que détective, je n'étais pas du genre à reculer devant un mystère en constante évolution.

J'étais prêt à déployer toutes les ressources nécessaires pour comprendre cette affaire, à explorer chaque recoin du mystère de la cellulite.

Après tout, pour mieux la combattre, il fallait d'abord la connaître.

Je n'allais pas laisser cette espionne sournoise échapper à ma vigilance.

Exemple d'humour noir :

"Un soir de pleine lune, Edgar, un comptable obsédé par les chiffres, examina sa peau à la lumière de la lampe de bureau.

Il s'exclama : 'C'est comme si ma peau avait signé un contrat secret avec la cellulite pour ajouter ces chiffres disgracieux à mes cuisses. C'est une conspiration corporelle, je vous le dis !

Chapitre 3 : Les Complices de la Cellulite :

J'étais déterminé à poursuivre ma quête pour résoudre le mystère de la cellulite, même si je savais que je m'aventurais dans un territoire dangereux.

La cellulite était une adversaire coriace, mais je n'avais pas l'intention de reculer.

J'étais prêt à tout pour démasquer cette espionne sournoise.

À mesure que 'investissais plus profondément dans le mystère, j'ai commencé à identifier les complices de la cellulite, les facteurs qui la soutenaient dans son complot contre la peau lisse et ferme.

Je vous fais part de mes soupçons en commençant par :

Le Régime Alimentaire Complaisant :

Le premier complice que j'ai repéré était le régime alimentaire complaisant.

Les aliments riches en sucre, en graisses saturées et en calories vides étaient comme des alliés de la cellulite.

Ils favorisaient la formation de réserves de graisse sous la peau, offrant un abri à cette criminelle.

C'était comme si la cellulite avait recruté le régime alimentaire pour l'aider dans son plan maléfique.

Voici plus de détails sur les aliments complices de la cellulite :

Aliments riches en sucre :
Les sucreries, les bonbons et les desserts sucrés favorisent l'accumulation de graisse sous la peau, ce qui peut contribuer à l'apparition de la cellulite.

Aliments riches en graisses saturées :
Les aliments tels que les charcuteries, les fritures, les viennoiseries, les graisses animales (y compris le beurre) et les plats industriels (pizzas, burgers, quiches) peuvent aggraver la cellulite.

Aliments riches en calories vides :
Les aliments qui fournissent beaucoup de calories mais peu de nutriments, tels que les

boissons sucrées, les snacks et les aliments transformés, peuvent contribuer à la formation de cellulite.

Aliments à éviter :

Les aliments industriels transformés contenant des additifs et des molécules artificielles sont à proscrire pour réduire la cellulite.

Sources : Max, Santé Magazine.

Aliments à privilégier :

Certains aliments peuvent aider à réduire l'apparence de la cellulite, tels que les fruits rouges, la papaye, les mûres, les myrtilles, les betteraves, les brocolis, les agrumes, le persil, l'oignon et le thé vert.

Exemple humoristique :

"Dans un bar clandestin, Frank, un amateur de fast-food, se confia :

'La cellulite et moi, c'était une histoire d'amour toxique.

Elle aimait les hamburgers, je les aimais aussi.

Elle avait un faible pour les sodas sucrés, j'étais son complice. Ensemble, nous avons monté une opération clandestine contre mes fesses.'"

Oui je sais, cela ne fera pas un one man show, mais cela existe.

Le Sédentarisme Complice :

Dans ce chapitre, notre détective Ray la science met en lumière un autre complice redoutable dans la lutte contre la cellulite : le sédentarisme.

Il nous livre des exemples amusants et humoristiques pour illustrer cette complicité.

Ray la science, toujours sur les traces de la cellulite, a découvert que le manque d'exercice était un complice de taille dans les méfaits de cette ennemie redoutable.

Il a observé que les cellules adipeuses se développaient plus facilement chez ceux qui passaient leur temps assis ou inactifs. C'était comme si la cellulite avait une préférence

pour les victimes paresseuses, celles qui ne se levaient pas pour se défendre.

Pour mieux comprendre cette complicité, Ray nous propose quelques exemples divertissants :

L'histoire du canapé collant :

Imaginez un canapé qui aurait le pouvoir de coller les fesses de ceux qui s'y assoient pendant des heures.

Plus on reste immobile, plus le canapé colle fort !

C'est comme si la cellulite avait une complicité secrète avec ce canapé pour garder les victimes bien installées, sans se soucier des conséquences sur le développement de la cellulite.

Le cas du super-héros "Captain Inactif" :

Captain Inactif est un super-héros qui se distingue par son pouvoir de rester immobile pendant des heures devant la télévision.

Il a la capacité de bloquer tous les signaux envoyés par le cerveau pour inciter à bouger. Malheureusement, sa complicité avec la cellulite en fait un allié involontaire de cette dernière.

Le syndrome du "Feignasse 3000" :

Le Feignasse 3000 est un appareil révolutionnaire qui permet d'accomplir toutes les tâches quotidiennes sans avoir à se lever ni à bouger : il fait le lit, prépare le petit-

déjeuner, fait la vaisselle, etc.
Malheureusement, son utilisation excessive
favorise la sédentarité et renforce la
complicité avec la cellulite.

Avec ces exemples plus ou moins
humoristiques, notre détective de choc, nous
rappelle l'importance de rester actif pour
combattre la cellulite.
Il nous encourage à bouger, à pratiquer une
activité physique régulière et à adopter un
mode de vie plus dynamique.

En conclusion de ce chapitre, Ray la science
nous invite à déjouer la complicité entre la
cellulite et le sédentarisme en trouvant des
moyens amusants et divertissants de rester
actif.

Que ce soit en dansant, en pratiquant un sport ou en faisant des activités ludiques, il est essentiel de se lever et de se défendre contre cette ennemie redoutable.

Voici quelques exemples d'exercices que notre détective de choc, Ray la Science, recommande pour combattre la cellulite. Gardez à l'esprit que ces exemples peuvent être abordés avec un ton humoristique pour ajouter une touche de légèreté à votre routine de mouvements :

"La Danse de la Cellulite" :
Mettez votre musique préférée et dansez comme si personne ne vous regardait. Laissez votre corps se déhancher et éliminer la cellulite avec style. N'oubliez pas de vous

amuser et de laisser votre énergie positive prendre le dessus !

"La Marche Furtive" :
Transformez votre marche quotidienne en une mission secrète pour éliminer la cellulite.
Marchez d'un pas vif, en contractant vos muscles fessiers à chaque pas.
Imaginez que vous êtes en train de chasser la cellulite et de la faire disparaître à chaque pas que vous faites.

"Le Saut de l'Espion" :
Faites des sauts en alternant les jambes, comme si vous étiez un détective en train de franchir des obstacles pour attraper la cellulite.
Imaginez que chaque saut est un pas de plus vers une peau lisse et ferme.

N'hésitez pas à ajouter un petit cri de victoire à chaque atterrissage !

"Le Plongeon du Détective" :
Allongez-vous sur le ventre, les bras et les jambes tendus.
Puis, en vous propulsant avec vos bras et vos jambes, levez-vous et sautez en l'air comme un détective plongeant dans l'action. Répétez ce mouvement plusieurs fois pour renforcer vos muscles et dire adieu à votre cible.

"Le Yoga Secret" :
Pratiquez des postures de yoga qui ciblent les zones touchées par la cellulite, comme les fesses et les cuisses.
Essayez des postures comme la posture du guerrier, la posture de la déesse ou la posture

de la planche pour renforcer vos muscles et améliorer la circulation sanguine.

N'oubliez pas que chaque personne est différente, il est donc important de choisir des exercices qui conviennent à votre condition physique et à vos préférences.
Consultez un professionnel de la santé ou un entraîneur personnel pour obtenir des conseils personnalisés et adaptés à vos besoins.

Alors, enfilez votre costume de détective, mettez-vous en mouvement et montrez à la cellulite qui est le véritable héros de cette histoire !

Les Déséquilibres Hormonaux Dans l'Ombre :

Les déséquilibres hormonaux étaient également dans le collimateur.

Ils pouvaient perturber le métabolisme et contribuer à la formation de cellulite.

La cellulite profitait de ces déséquilibres pour s'infiltrer et se développer.

Ray, s'est penché sur ces déséquilibres, qui sont, bien sûr, des complices sournois qui peuvent perturber le métabolisme et contribuer à la formation de cellulite.

C'était comme si la cellulite profitait de ces déséquilibres pour s'infiltrer et se développer, telle une espionne rusée.

Voici quelques exemples humoristiques pour illustrer cette complicité :

Le cas de l'hormone farceuse "Cortisolina" :

L'hormone "Cortisolina" est une farceuse notoire.

Elle aime jouer des tours au métabolisme en provoquant des déséquilibres et en favorisant l'accumulation de graisse.

Elle est complice de la cellulite, l'aidant à s'installer confortablement sous la peau. Ray la science la surnomme la "farceuse de la cellulite".

L'histoire de l'équilibriste hormonal "Le Funambule" :

Imaginez un funambule qui tente de maintenir l'équilibre entre les différentes hormones du corps.

Mais la cellulite est là pour lui jouer des tours, en déséquilibrant ses pas et en favorisant les hormones qui favorisent la formation de graisse.

C'est un combat constant entre Le Funambule et la cellulite, avec des pirouettes et des acrobaties hormonales.

Le déséquilibré hormonal "Dr. Déséquilibre" :

Le Dr. Déséquilibre est un personnage loufoque qui aime semer la pagaille dans les hormones du corps. Il est complice de la cellulite, cherchant à perturber le métabolisme et à favoriser les conditions propices à son développement.

Ray la science le décrit comme un méchant farfelu, mais dangereux pour notre peau lisse.

Avec ces exemples qui se veulent amusants, notre détective nous rappelle l'importance de maintenir un équilibre hormonal sain pour prévenir et combattre la cellulite.

Il souligne également l'importance de consulter un professionnel de la santé pour comprendre et gérer les déséquilibres hormonaux.

Le Stress, Complice Insoupçonné :

Le stress, tel un complice insoupçonné, agissait en augmentant la production de cortisol, une hormone qui favorisait le stockage de graisse.

La cellulite aimait le chaos, et le stress lui fournissait un terrain fertile pour prospérer.

Ray, a mis en évidence le lien entre le stress et la formation de cette ennemie redoutable.

Tel un détective perspicace, il a découvert que le stress augmentait la production de cortisol, une hormone qui favorise le stockage de graisse.

"Le stress, cette ombre insaisissable, agissait en coulisses, augmentant la production de cortisol, surnommé le 'partenaire de crime' de notre ennemie la cellulite.

Cette hormone sournoise favorisait le stockage de graisse, offrant ainsi un refuge confortable à cette criminelle cutanée.

La cellulite, telle une conspiratrice, se réjouissait du désordre que le stress semait dans nos vies, profitant de chaque occasion pour prospérer."

En examinant tous ces complices, Ray la Science a compris que la cellulite était bien plus qu'un simple problème de peau.

C'était un défi complexe qui touchait plusieurs aspects de la vie.

Il l'a qualifié de "complot complexe, une conspiration contre la confiance en soi et le bien-être".

Déterminé à démêler cet écheveau de mystères et de complices, Ray la Science poursuit son enquête avec audace :

"En tant que détective déterminé, je suis prêt à traquer ces complices un par un.

Si je peux affaiblir leur soutien à la cellulite, je pourrais peut-être la forcer à se retirer.

Mon enquête continue, et je sais que je dois aller plus loin, creuser plus profondément pour démasquer les secrets de cette conspiration.

La cellulite est sur le point de rencontrer sa pire ennemie : la persévérance de Ray la Science."

Accompagnez notre détective dans son combat contre cette calamité et suivez ses pas alors qu'il se rapproche de la vérité.

Restez à l'affût pour la suite de cette passionnante enquête où notre détective préféré continue de dévoiler les secrets de la cellulite et nous livre ses conseils pour la combattre.

« Mon enquête continuait, et je savais que je devais aller plus loin pour démêler cet écheveau de mystères et de complices. «

Le pistage de la Cellulite :

Le mystère de la cellulite devenait de plus en plus complexe, mais ma détermination à la traquer ne faiblissait pas.

Je savais que pour mieux la combattre, je devais comprendre son mode opératoire.

C'était le moment de lancer la traque la plus délicate jamais faite.

Ce qui fait que, dans ce palpitant chapitre, Ray la Science se lance dans filature intense de la cellulite.

Sa conviction et sa détermination sont à leur comble alors qu'il se prépare à combattre cette ennemie redoutable.

Préparez-vous à plonger dans une aventure captivante remplie de détails et de révélations.

Face à la complexité grandissante du mystère de la cellulite, Ray la Science ne faiblit pas dans sa détermination.

Il comprend que pour mieux la combattre, il doit d'abord comprendre son ingénieux mode opératoire.

"Le mystère de la cellulite s'épaississait, mais je refusais de baisser les bras.

Ma détermination était inébranlable, car je savais que pour la combattre efficacement, je devais comprendre son mode opératoire.

C'était le moment de lancer cette fameuse filature, de suivre les traces de cette ennemie sournoise et de révéler ses secrets les mieux gardés."

Ray met en place une stratégie méthodique pour poursuivre la cellulite et enfin la démasquer :

"J'ai rassemblé toutes les informations récoltées jusqu'à présent, les complices identifiés, les mécanismes impliqués.

J'ai étudié les preuves avec minutie, recherchant les moindres indices pour comprendre comment cette chose si terrible opérait dans l'ombre.

J'ai analysé les schémas, décodé les empreintes laissées sur la peau. J'ai dressé une liste de suspects, évalué leurs motivations et leurs liens avec cette criminelle cutanée."

« Cela devenait obsessionnel et me rendait insomniaque. »

La traque de la cellulite devient une véritable quête pour Ray la Science :

"Chaque jour, je me suis lancé sur les traces de cette ignoble intruse, scrutant chaque recoin, chaque pli de peau, à la recherche de la moindre anomalie.

J'ai interrogé les témoins, les experts, cherchant des réponses là où se cachent les vérités les plus profondes.

J'ai suivi les indices, les pistes laissées dans les habitudes alimentaires, le mode de vie sédentaire, les déséquilibres hormonaux et le stress.

Chaque indice me rapprochait de la vérité, chaque découverte renforçait ma conviction que je pouvais, non plus la chasser, mais la vaincre."

La recherche intensive de cette chose est un défi de taille pour Ray, mais il reste confiant en sa capacité à enfin la neutraliser :

"C'est un combat contre une ennemie redoutable.

Mais je reste convaincu que je peux la perturber au point de la faire fuir.

Je suis plus que déterminé à la traquer jusqu'au bout, quel que soit le chemin tortueux qu'elle me fera emprunter.

Je n'abandonnerai pas, car je sais que chaque pas me rapproche de la vérité.

La cellulite sera démasquée, neutralisée, et la peau lisse et ferme triomphera."

Ray la Science, notre détective de choc, se trouve dans un état d'esprit déterminé et concentré en ces moments difficiles de son enquête sur la cellulite.

Il ressent un mélange d'excitation, de frustration et de motivation face aux défis qu'il rencontre.

Ray est animé par un désir profond de résoudre le mystère de la cellulite et de trouver des solutions efficaces pour la combattre.

Il est conscient de l'importance de rester calme et méthodique dans ses investigations, tout en étant prêt à s'adapter aux imprévus qui se présentent.

Malgré les obstacles rencontrés, Ray reste optimiste et ne laisse pas les difficultés le décourager.

Il utilise chaque échec comme une occasion d'apprentissage et de renforcement de sa détermination.

Il sait que chaque pas en avant, aussi petit soit-il, le rapproche de la vérité et de la solution qu'il recherche.

Pour un détective de son gabarit, Ray adopte un comportement résolu et persévérant.

Il se plonge dans son travail avec passion et énergie, analysant minutieusement chaque indice et enquêtant sur chaque piste.

Il est prêt à aller au-delà des apparences et à creuser en profondeur pour trouver des réponses.

Ainsi, malgré les défis qui se dressent devant lui, Ray la Science reste un détective de taille, prêt à affronter tous les rebondissements avec perspicacité, ingéniosité et, si possible, un brin d'humour.

Dans les moments difficiles de son enquête sur la cellulite, Ray la Science se tient debout, un verre de whisky à la main, le regard perçant et l'esprit vif.

Avec son chapeau vissé sur la tête et sa longue gabardine, il a l'air d'un véritable détective des années 50, prêt à en découdre avec les mystères les plus retors.

Dans un coin de la pièce sombre où il mène ses investigations, Ray laisse échapper un sourire en coin. "La cellulite pense qu'elle peut m'échapper ? Elle n'a pas encore goûté à la persévérance de Ray la Science", ricane-t-il d'un ton assuré.

Son sens de l'humour est aussi acéré que son esprit de déduction. Pour le moins, il aime à le penser.

Alors qu'il observe les indices parsemés sur son bureau, il murmure à lui-même : "La cellulite est une experte en camouflage, mais elle n'a pas encore rencontré mon instinct de chasseur.

Elle peut se cacher, mais je la trouverai, même si je dois retourner chaque cellule adipeuse de cette ville !"

Ray ne laisse rien au hasard.

Alors qu'il analyse les données scientifiques sur les déséquilibres hormonaux, il s'exclame avec un clin d'œil : "La cellulite pense qu'elle peut jouer avec les hormones ?

Elle va bientôt réaliser que Ray la Science est un maître dans l'art de déjouer ses plans diaboliques.

Elle ne peut pas rivaliser avec mon intelligence et mon charme, voyez-vous !" (En effet cet homme est plein d'assurance !)

Dans les moments de doute, Ray trouve toujours le moyen de se remonter le moral.
« Cette garce peut penser qu'elle a le dessus, mais elle ne connaît pas encore ma botte secrète : la détermination sans faille", se déclare-t-il avec une conviction contagieuse.
"Elle peut essayer de me ralentir, mais je la traquerai jusqu'au bout du monde si nécessaire.
Rien ne peut arrêter Ray la Science !"

Il se tient debout, sa silhouette imposante remplissant la pièce.

Il jette un regard perçant autour de lui, prêt à débusquer le moindre indice.

Son sourire en coin traduit autant son assurance que son esprit taquin.

Ray aime se parler à lui-même, peut-être pour ne pas être contredit ?

"La cellulite pense qu'elle peut me résister ? Eh bien, elle n'a pas encore rencontré Ray la Science, le détective qui fait trembler les capitons !" déclare-t-il d'un ton enjoué, ponctuant sa phrase d'un claquement de doigts.

Il se déplace avec une démarche assurée, comme s'il dansait au rythme de sa propre enquête.

Alors qu'il épluche les rapports scientifiques sur les déséquilibres hormonaux, Ray s'exclame avec un air espiègle : "La cellulite et ses complices hormonaux croient qu'ils peuvent me mettre à genoux ?

Bientôt, ils seront tous en train de plier... littéralement !"

Son humour se mêle à sa détermination inébranlable. "La cellulite peut penser qu'elle est incognito, mais elle ne sait pas à qui elle a affaire.

Ray la Science est comme une sangsue, il ne lâche jamais prise !", lance-t-il avec un clin d'œil complice, dans son miroir.

Dans les moments où les défis semblent insurmontables, Ray trouve toujours un

moyen de garder le moral. "Cette odieuse pense qu'elle peut me décourager ?

Elle ferait mieux de revoir son scénario ! Je suis prêt à traquer chaque capiton, à déjouer chaque conspirateur adipeux. Rien ne peut m'arrêter, pas même une montagne de cellulite !"

Alors que Ray la Science sirote son whisky préféré, les clients impatients décident de le rappeler pour savoir où il en est dans son enquête.

Ray décroche le téléphone d'un geste brusque, son expression mêlant agacement et détermination.

"Décidément, ils ne peuvent pas me laisser tranquille une seconde", marmonne-t-il entre deux gorgées de whisky. "Mais bon, allons-y, montrez-moi à quel point vous êtes impatients."

D'une voix rauque, Ray répond au téléphone en maintenant un ton professionnel, mais teinté d'une légère dose de sarcasme. "Allô, chers clients.

Comment puis-je vous aider aujourd'hui ?

Vous voulez un rapport ? Bien, bien, laissez-moi vous dire où j'en suis."

Alors que ses clients commencent à poser leurs questions, Ray se délecte de son whisky, savourant chaque gorgée comme s'il s'agissait d'une victoire personnelle contre son ennemie.

Son agacement transparait dans sa voix, mais il reste néanmoins concentré sur la conversation.

Puis, coupant court à son interlocuteur, il reprend d'un ton qui ne laisse aucun doute sur son énervement.

"Écoutez, les amis, je comprends votre impatience.

Mais vous devez comprendre que je suis en plein cœur de cette enquête complexe sur la cellulite.

Je ne peux pas me précipiter et vous fournir des résultats sans avoir effectué des recherches approfondies."

Puis, un sourire en coin se dessine sur le visage de Ray alors qu'il énonce sa prochaine proposition. "Si vous êtes si pressés d'avoir un rapport, pourquoi ne pas prendre rendez-vous dans mon bureau ?

Oui, vous avez bien entendu, mon bureau.

Un endroit où je peux vous montrer les preuves tangibles de mon travail, loin des regards indiscrets."

Après avoir fixé une date et une heure pour cette réunion, Ray termine la conversation téléphonique avec une dernière touche de sarcasme.

« Je vous attends avec impatience dans ce que j'appelle mon sanctuaire de recherche. Préparez-vous à être éblouis par mes découvertes et à savourer un peu de whisky de qualité, si vous en êtes dignes et si vous l'apportez, bien sûr ! »

Et c'est ainsi, que Ray la Science conclut cet appel téléphonique. Son verre de whisky à la main, son agacement palpable et son humour piquant transforment une simple conversation téléphonique en une expérience unique. Du moins pour les non-initiés.

Les clients se préparent à découvrir l'univers fascinant et étrange de Ray et à en apprendre

davantage sur les avancées de son enquête sur la cellulite.

Le jour et à l'heure prévue, tous étaient là, inquiets.

Dans le fameux bureau, ils commençaient à s'impatienter.

Notre détective de choc va enfin se décider à rendre son premier rapport.

Il entre dans la pièce, l'expression sérieuse sur le visage, mais à peine pose-t-il les yeux sur les réactions de sa clientèle, qu'une flamme de colère s'allume dans ses yeux.

« D'accord, écoutez-moi bien », commence-t-il d'une voix calme, néanmoins qui trahit une certaine frustration. "Je sais que vous attendez des résultats, mais laissez-moi vous dire que la cellulite n'est pas un ennemi facile à vaincre.

Nous sommes en train de lutter contre des capitons vicieux et des conspirateurs adipeux, et cela prend du temps, de la patience et beaucoup de science !"

Alors que tous se mettent à parler en même temps,

Ray frappe violemment du poing sur la table, faisant trembler les tasses à café et les dossiers qui s'y trouvent. "Assez de ces remarques déplaisantes !

Je travaille d'arrache-pied pour résoudre ce mystère et je ne tolérerai pas un seul mot de plus sur mon dos !"

Malgré la colère qui l'envahit, Ray ne peut s'empêcher de lâcher. "Vous pensez que la cellulite est tenace ?

Eh bien, laissez-moi vous dire que je suis bien plus tenace qu'elle ! Je suis comme une ventouse, prêt à coller à ce problème jusqu'à ce que je l'éradique complètement !"

Dans un mélange explosif de colère et d'humour, Ray se lance dans son premier rapport.

Ses paroles sont empreintes d'une passion et d'une détermination qui ne peuvent être ignorées.

Chaque phrase est martelée d'une conviction qui fait vibrer l'atmosphère de la pièce.

« Préparez-vous à être éblouis par les découvertes que j'ai faites jusqu'à présent ! Les complices de la cellulite ont été mis à jour, les mécanismes de son développement éclaircis, et je suis sur le point d'élaborer une stratégie infaillible pour la combattre !"

Malgré la colère palpable, Ray sait que l'humour est son arme secrète pour détendre l'atmosphère.

"La cellulite pense qu'elle peut nous mettre en échec ? Eh bien, elle n'a pas encore rencontré l'équipe de choc de Ray la Science, prête à lui botter les fesses avec style et élégance !"

Et c'est ainsi, que Ray la Science mène son premier rapport avec une colère explosive et un esprit plein d'humour.

Ses clients sont à la fois intimidés par sa détermination et étrangement charmés par son charisme.

Ils savent maintenant que Ray ne reculera devant rien pour résoudre le mystère de la cellulite, même si cela signifie faire trembler la pièce avec sa colère et ses répliques cinglantes.

Sur les Traces de la Cellulite :

Je commençai ma traque en identifiant les zones de prédilection de la cellulite.

Les cuisses, les fesses et les hanches étaient ses refuges favoris, mais elle pouvait aussi s'infiltrer dans d'autres parties du corps.

J'étais prêt à explorer chaque recoin, à suivre ses traces là où elles me mèneraient.

L'Étude des Modes Opératoires :

Pour comprendre comment la cellulite opérait, je me plongeai encore dans une série d'études scientifiques et médicales.

Je consultai des experts qui avaient consacré leur vie à étudier ce fléau.

J'analyse leurs recherches, découvrant les mécanismes complexes qui sous-tendaient la formation de la cellulite.

La Traque de la Cellulite :

"Un matin glacial, Mary, une mère de famille déterminée, sortit son appareil photo pour documenter la cellulite qui avait pris d'assaut ses cuisses. À travers ses larmes, elle murmura : 'C'est ma mission maintenant. Je traquerai cette intruse jusqu'à la fin.'

Le temps était venu de passer à l'action. Comme un détective sur la piste d'un criminel notoire, je commençai à élaborer ma stratégie.

Pour cela, je décidai de demander l'avis de mon ami, Malon, un homme au physique imposant, mais aux dons cachés.

Malon, de son vrai nom Malonius, était connu pour sa force et sa stature impressionnantes.

Il était un véritable colosse parmi les hommes, et son apparence pouvait souvent donner l'impression qu'il était plus brute que cerveau.

Cependant, derrière sa carrure imposante se cachait un esprit vif et une intelligence remarquable.

Le curriculum de Malon était tout aussi impressionnant que son physique.

Il avait suivi une formation approfondie en enquête criminelle et avait acquis une expertise dans divers domaines tels que la déduction, l'observation et les techniques d'interrogatoire.

Son expérience en faisait un atout précieux dans mes enquêtes.

Malon était également connu pour sa capacité à résoudre des énigmes complexes.
Son esprit analytique et sa logique aiguisée lui permettaient de trouver des solutions même aux cas les plus difficiles.
Il avait une mémoire phénoménale et pouvait relier des informations apparemment sans lien pour créer une image complète de la situation.

Malgré son apparence intimidante, Malon était doté d'un sens de l'humour unique et d'une personnalité chaleureuse.
Il était capable de détendre l'atmosphère avec ses blagues et son esprit taquin, ce qui rendait

nos enquêtes encore plus agréables malgré les défis auxquels nous étions confrontés.

En travaillant en tandem, nous formions une équipe redoutable. J'utilisais mon intuition et mes compétences en déduction, tandis que Malon apportait sa force physique et son expertise en matière de résolution de problèmes.
Ensemble, nous étions capables de résoudre des affaires en combinant nos forces complémentaires.

Ainsi, lorsque je cherchais des conseils ou des idées pour élaborer ma stratégie, je me tournais toujours vers mon fidèle compagnon, Malon.
Sa présence rassurante et son soutien inconditionnel me permettaient de rester

concentré et de relever les défis avec confiance.

Avec Malon à mes côtés, je savais que nous pouvions affronter n'importe quelle situation, aussi complexe soit-elle.
Son intelligence, sa force et son humour étaient des atouts précieux qui faisaient de lui bien plus qu'un simple "drôle d'oiseau".
Nous étions prêts à affronter ensemble les aventures palpitantes qui nous attendaient.
Les présentations étants faites, il faut que vous sachiez que les conversation entre Ray et Malon sont.....Comment pourrais-je dire cela ?......Impulsives et crues, mais en même temps, des plus intéressantes pour leurs enquêtes.

Les deux amis commencent à tenter un éclairage de la situation.

Ray : Le temps est venu de passer à l'action. Comme un détective sur la piste d'un criminel notoire, je vais élaborer ma stratégie pour résoudre cette affaire.

Malon: Attends, attends, Ray.
Tu veux vraiment parler de cellulite ? Tu sais que je suis un expert en résolution de crimes, pas en problèmes de peau.

Ray : Non, non Malon, je ne parle pas de cellulite sur les cuisses.
Je parle de la situation délicate dans laquelle nous nous trouvons. Écoute-moi bien...

Malon : Okay, okay, je suis tout ouïe.

Mais si tu veux parler de cellulite, je peux te dire que je connais quelques exercices pour la réduire. Dit-il sarcastique.

Ray : Malon, sérieusement, concentre-toi. Nous devons trouver une solution pour satisfaire nos clients impatients. La clé est de développer une stratégie solide.

Malon : Bien sûr, une stratégie solide comme un roc. Mais tu sais, Ray, les rochers peuvent être fragiles par endroits. On ne sait jamais où ça peut se fissurer.

Ray : Malon, je comprends que tu aies ton propre style de réflexion, mais s'il te plaît, laisse-moi finir.

Nous devons d'abord analyser les informations que nous avons et établir une liste de tâches prioritaires.

Malon : Ah, une liste de tâches prioritaires. C'est comme une recette de cuisine, n'est-ce pas ?
Mais au lieu de mettre du sel et du poivre, on met des indices et des suspects.

Ray : Exactement, Malon.
Nous devons trier les indices, interroger les suspects et reconstituer le puzzle pour trouver la vérité.
Nous devons également prendre en compte les délais et les ressources dont nous disposons.

Malon : Ah, les délais et les ressources, ces deux-là peuvent parfois jouer des tours.

Mais tu sais, Ray, je suis toujours prêt à soulever des poids et à porter des responsabilités.

Ray : Oui, je sais que je peux compter sur toi, Malon.

Maintenant, une fois que nous aurons établi notre plan d'action, nous devrons le communiquer de manière claire et concise à nos clients.

Malon : Clair et concis, comme un coup de poing bien placé.

Mais attention, Ray, ne fais pas trembler les clients comme tu l'as fait avec cette histoire de cellulite.

Ray : Malon, je te promets que je vais garder mon calme.

Nous devons montrer à nos clients que nous prenons leurs préoccupations au sérieux et que nous avons une solution solide à leur proposer.

Malon : Très bien, Ray. Je suis prêt à te suivre dans cette aventure, même si tu parles parfois de choses étranges comme la cellulite. Ensemble, nous allons démêler cette affaire et trouver une issue satisfaisante pour tous.

Ray : Merci, Malon. Avec ton aide, je suis sûr que nous allons surmonter tous les obstacles et résoudre cette affaire avec brio. Allons-y, l'aventure nous attend !

Malon : En route vers l'aventure, Ray. Et n'oublie pas de faire quelques exercices pour éliminer cette cellulite... euh, je veux dire, pour rester en forme pendant notre enquête. Toujours moqueur.

Ray : Dis moi Malon, avec ton esprit d'analyse, quelle serait la position, l'action et la vision de la cellulite, ainsi que son ressentit, si elle pouvait parler ?

Malon : Si la cellulite pouvait parler ? C'est amusant ça ! Voyons un peu que je me mette à sa place, en prenant en compte ce que tu as déjà découvert et expliquer.

Si la cellulite pouvait parler, elle pourrait exprimer sa position en tant que présence indésirable sous la peau. Elle occuperait une position dominante, cherchant à attirer l'attention et à créer une apparence bosselée ou capitonnée.

En termes d'action, la cellulite serait active et persistante. Elle pourrait expliquer qu'elle se forme lorsque les cellules graisseuses s'accumulent et se regroupent, poussant contre les tissus conjonctifs de la peau. Elle pourrait décrire comment elle crée des renflements et des irrégularités, altérant l'apparence lisse de la peau.

Quant à sa vision, la cellulite pourrait se percevoir comme un obstacle à l'apparence esthétique souhaitée. Elle pourrait voir son rôle comme celui d'une force perturbatrice, cherchant à déranger l'harmonie visuelle de la peau. Elle pourrait également avoir une vision de résistance, en défiant les efforts visant à la réduire ou à l'éliminer complètement.

Ray : OK, mais comment s'y prendrait elle ? nous avons besoin de détails explicite et facile à comprendre pour tout le monde.
Avec tes capacités, je sais que tu peux me sortir une réponse !

Malon : Ouai ! ouai ! ouai ! Cette pommade-là n'est apparament pas destinée à cette intrigante ! Mais bon ! je me lance !

Si la cellulite avait une vision de résistance et cherchait à défier les efforts visant à la réduire ou à l'éliminer complètement, voici quelques façons dont elle pourrait agir :

Résistance aux traitements :

La cellulite pourrait développer une résistance aux traitements anticellulite couramment utilisés.

Elle pourrait évoluer pour devenir plus résistante aux crèmes, aux massages ou aux appareils de stimulation, rendant ainsi leur efficacité limitée.

Adaptation à l'exercice :

La cellulite pourrait s'adapter aux exercices ciblant spécifiquement les zones touchées.

Elle pourrait modifier sa structure pour éviter d'être affectée par les mouvements et les efforts physiques, limitant ainsi les résultats de l'exercice dans la réduction de son apparence.

Régénération rapide :

La cellulite pourrait se régénérer rapidement après des traitements ou des interventions destinés à la réduire.

Elle pourrait augmenter sa production de cellules graisseuses, rendant difficile la suppression durable de son apparence.

Dissimulation dans les tissus :
La cellulite pourrait se camoufler en se fondant dans les tissus environnants, rendant difficile sa détection visuelle ou sa prise en compte lors des interventions.

Elle pourrait se déplacer et se disperser, rendant difficile son ciblage précis.

Influence sur les hormones :

Elle pourrait également, interagir avec les hormones du corps pour favoriser sa présence et sa persistance.

Elle pourrait manipuler les processus hormonaux impliqués dans le stockage des graisses, rendant difficile la prévention ou la réduction de sa formation.

Mais attention Ray ! j'attire ton attention sur le fait qu'il est

important de noter que ces scénarios sont imaginaires et destinés à illustrer comment la cellulite pourrait symboliquement résister aux efforts de réduction ou d'élimination.

En réalité, la cellulite est une caractéristique complexe influencée par divers facteurs, et il existe des approches qui peuvent aider à en réduire l'apparence.

Ray : Ok, Mon Ami, continue !

Malon : En ce qui concerne son ressenti, la cellulite pourrait exprimer une certaine frustration d'être stigmatisée et perçue comme un défaut.
Elle pourrait se sentir incomprise et dévalorisée, considérée comme un problème à résoudre plutôt qu'une partie normale du corps.

Ray : Stop ! Stop ! Malon, tu dis qu'elle pourrait se sentir incomprise et frustrée voir même dévalorisée ?

Malon : Hé, Ray, tu sais quoi ? J'étais en train de réfléchir à propos de cette cellulite dont tout le monde parle.

Et si, au lieu de la combattre, on essayait de la comprendre davantage ?

Je me demande comment elle verrait la chose, comment elle se sentirait dans tout ça.

Ray : Ah, tu veux dire essayer de voir les choses de son point de vue ? Intéressant ! Bon, d'accord, jouons le jeu.

Imaginons que la cellulite puisse s'exprimer et partager son ressenti d'incompréhension. Comment pense-tu qu'elle le percevrait ?

Malon : Eh bien, je suppose qu'elle pourrait se sentir incomprise et même rejetée parfois. La société a tendance à la stigmatiser et à la considérer comme un défaut ou un problème à résoudre.

Mais peut-être qu'elle ressentirait aussi de la confusion, se demandant pourquoi elle se

forme et pourquoi elle est si difficile à éliminer.

Ray : C'est vrai, la cellulite pourrait se sentir perplexe quant à son rôle précis dans le corps et pourquoi elle est si répandue chez certaines personnes.

Peut-être qu'elle se demanderait si elle a une fonction spécifique ou si elle est simplement le résultat de facteurs génétiques et hormonaux.

Malon : Exactement ! Et peut-être qu'elle se sentirait frustrée de voir que malgré tous les efforts déployés pour la réduire, elle persiste toujours.

Elle pourrait se demander pourquoi les traitements et les régimes ne semblent pas toujours fonctionner pour tout le monde.

Ray : Et si nous prenions le temps de comprendre les facteurs qui contribuent à la formation de la cellulite, comme la structure du tissu conjonctif ou les changements hormonaux, nous pourrions peut-être trouver des moyens plus efficaces de la gérer. Peut-être que la clé est d'adopter une approche globale plutôt que de simplement essayer de la détruire.

Malon : C'est une excellente idée, Ray ! En comprenant mieux la cellulite, en la considérant comme une caractéristique naturelle plutôt que comme un défaut, nous pourrions aider nos clients à adopter une perspective plus positive et à trouver des moyens de prendre soin de leur corps de manière holistique.

Ray : Tout à fait, Malon ! La compréhension et l'acceptation sont souvent les premiers pas vers le changement.

En éduquant nos clients sur la cellulite, en leur expliquant ses causes et en leur proposant des solutions réalistes, nous pourrions les aider à se sentir mieux dans leur peau, peu importe leur apparence.

Malon : Exactement, Ray ! Alors, mettons-nous au travail pour explorer davantage cette perspective et aider nos clients à comprendre et à accepter la cellulite de manière positive et bienveillante.

Dans cette conversation fictive, Malon et Ray explorent la possibilité de comprendre la cellulite et de tenir compte de son ressenti d'incompréhension.

Ils envisagent de changer leur approche en éduquant leurs clients et en promouvant une perspective plus positive et holistique sur la cellulite.

Il est important de noter que ces descriptions sont illusoires et basées sur une anthropomorphisation de la cellulite.

La cellulite n'a pas de conscience ou de capacité à s'exprimer.

Elle est simplement une caractéristique physique du corps humain.

Ray : En attendant, pour que tu sois bien au fait de mes investigations, je t'explique toute ma démarche.

Ensuite mon cher Malon, nous allons mettre au point une nouvelle stratégie, sous l'angle que nous venons de découvrir.

Malon : Parfais mon frère ! Je t'écoute !

Ray : Bon, voilà ! j'en étais arrivé à :

L'Interrogatoire des Témoins :

J'ai interrogé des témoins, des experts en nutrition et en fitness, pour recueillir leurs témoignages sur la cellulite.

Ils m'ont fourni des informations cruciales sur la manière dont la cellulite se développait et se propageait.

C'était comme interroger des informateurs dans le monde du crime.

L'Interrogatoire des Témoins Oculaires :

Je pris également contact avec des personnes qui avaient survécu à des attaques de cellulite,

des témoins oculaires de sa méchanceté. Leurs récits étaient éclairants.

Ils me parlèrent de leur lutte, de leurs succès et de leurs échecs. Leurs expériences me servirent de guide dans ma quête.

Les Pièges Tendus :

Comme tout bon détective, j'ai dressé des pièges pour attraper la cellulite au dépourvu. J'ai mis en place un régime alimentaire équilibré, riche en nutriments anticellulite, et j'ai élaboré un plan d'exercices ciblés pour affaiblir ses complices.

Chaque repas et chaque séance d'entraînement étaient des embuscades, des occasions de la prendre au piège.

L'Élaboration du Plan d'Attaque :

Armé de ces connaissances, je mis au point un plan d'attaque. Mon but était de déstabiliser les complices de la cellulite, de les priver de leur soutien, de les mettre sur la défensive.

La Course-Poursuite :

La cellulite était rusée, elle se cachait et changeait de forme. C'était une véritable course-poursuite, un jeu du chat et de la souris.

Mais je ne lâchais pas prise. Chaque jour, je me rapprochais un peu plus de ma cible.

Au fur et à mesure que la traque se poursuivait, je commençais à voir des signes de faiblesse.

La cellulite était sur la défensive, ses alliés vacillaient.

J'étais sur le point de découvrir ses points faibles, ses vulnérabilités.

L'Entraînement Intensif :

Tout bon détective sait que la préparation est essentielle.

Je m'engageai dans un entraînement intensif, tant pour mon corps que pour mon esprit.

La guerre contre la cellulite serait acharnée, et je devais être en pleine forme pour la mener à bien.

Les séances d'exercice, les séances de méditation pour lutter contre le stress, tout cela faisait partie de ma routine.

La cellulite pouvait être une espionne sournoise, mais elle n'était pas invincible.

J'avais la détermination d'un détective obstiné, et rien ne m'arrêterait dans ma quête pour résoudre ce mystère et la combattre une fois pour toutes.

La traque se poursuivait, et je sentais que nous approchions du dénouement de cette affaire complexe et mystérieuse.

J'étais prêt à suivre chaque indice, à poursuivre chaque piste, à traquer la cellulite où qu'elle se cache.

Ma persévérance était inébranlable, et je sentais que la cellulite commençait à craindre la détermination de Ray la Science.

Malon : Ben voyons!

Ray : Ne m'interrompt pas s'il te plait ! Je continu.

La bataille était engagée, et je ne reculais devant rien pour combattre cette ennemie sournoise.

Elle ne résisterait pas à mon acharnement.

Les Armes Secrètes :

Après des mois de traque acharnée, il était temps de révéler mes armes secrètes.

Tout bon détective garde quelques as dans sa manche, et j'étais prêt à les utiliser pour déloger la cellulite de sa cachette.

Lorsque je dévoilai mes armes secrètes pour combattre la cellulite, je compris que la clé de la victoire résidait dans les détails explicites et la rigueur.

Chacune de ces armes avait un rôle précis à jouer dans ma lutte acharnée contre cette ennemie sournoise.

Écoutez bien, ça va vous paraitre assez étonnant !

Exemple d'humour noir :

"Lors d'une réunion secrète dans un salon de beauté, John, un agent double de la gourmandise, se confia à son esthéticienne : 'J'ai découvert que l'alimentation équilibrée était ma meilleure arme contre la cellulite. Mais chaque fois que je vois un beignet, je me sens comme un traître en mission secrète.'"

L'Alimentation Éclairée

Mon premier atout était une alimentation éclairée.

J'avais découvert que certains aliments pouvaient aider à neutraliser les cellules adipeuses complices de la cellulite.

Mon arsenal alimentaire comprenait des aliments riches en antioxydants, en fibres et en protéines maigres.

Ces alliés nutritionnels me permettraient de réduire les réserves de graisse et de perturber les plans de la cellulite.

Je savais que l'alimentation jouait un rôle clé dans la bataille contre la cellulite.

Pour aider les lecteurs à choisir leurs armes nutritionnelles, je révèle des détails explicites sur les aliments à privilégier.

Les légumes à feuilles vertes, riches en antioxydants, aideraient à combattre l'inflammation, tandis que les fruits riches en vitamine C soutiendraient la production de collagène, renforçant ainsi la structure de la peau.

Les protéines maigres, comme le poulet et le poisson, constitueraient un rempart contre la perte musculaire, créant ainsi un bouclier supplémentaire contre la cellulite.

L'Exercice Stratégique :

Mon deuxième atout était l'exercice stratégique.

Je mis au point un programme d'entraînement spécifique pour cibler les zones où la cellulite sévissait le plus.

Des exercices de renforcement musculaire, de cardio, et de tonification étaient au menu.

Mon objectif était de rendre la vie difficile à la cellulite en renforçant les défenses de la peau.

Je plongeai dans les détails des exercices stratégiques, décrivant des programmes d'entraînement concrets pour cibler les zones à problèmes.

Les squats, les fentes, et les exercices de musculation spécifiques aux cuisses et aux fesses devenaient des armes puissantes pour tonifier les zones sujettes à la cellulite.

J'expliquais également comment le cardio intensif aiderait à brûler les graisses, réduisant ainsi les réserves sous-cutanées que la cellulite adorait.

L'Hydratation Réparatrice :

L'hydratation réparatrice était ma troisième arme secrète.

Une peau bien hydratée est plus résistante à la cellulite.

Je recommandais une hydratation adéquate ainsi que l'application régulière de crèmes hydratantes spécifiquement conçues pour lutter contre la cellulite.

L'hydratation réparatrice était une arme puissante que je détaillais explicitement.

Les lecteurs découvraient les bienfaits de boire suffisamment d'eau pour maintenir une peau saine et élastique.

J'expliquais également comment les crèmes hydratantes spécifiques à la cellulite pouvaient stimuler la circulation sanguine et réduire l'apparence des fossettes disgracieuses.

La Gestion du Stress :

Pour contrer le complice du stress, j'avais élaboré des techniques de gestion du stress. La méditation, la respiration profonde et d'autres méthodes de relaxation devaient être utilisées comme des contre-mesures contre le stress, empêchant ainsi la cellulite de tirer parti de ce facteur.

J'expliquais en détail comment pratiquer la méditation de pleine conscience, la respiration profonde et d'autres méthodes de relaxation. Mes clients avaient entre leurs mains des outils concrets pour réduire le stress, privant ainsi la cellulite de l'environnement propice à sa prospérité.

Les Traitements Avancés :

Enfin, je dévoilai les traitements avancés. Ces traitements médicaux et esthétiques étaient conçus pour cibler directement la cellulite.

Ils incluaient des massages spécifiques, la radiofréquence, la liposuccion, et d'autres procédures cliniques.

Mon objectif était d'offrir aux lecteurs une gamme complète d'options pour combattre la cellulite, en fonction de leur niveau d'engagement.

Mon arsenal était prêt, et j'étais déterminé à mettre fin à la régence de la cellulite.

La dernière ligne droite de cette enquête approchait, et j'étais convaincu que la victoire était à portée de main.

Mon récit révélerait bientôt si mes armes secrètes étaient suffisantes pour venir à bout de cette ennemie rusée.

Je détaillai les avantages et les inconvénients de chaque option, de la radiofréquence à la liposuccion en passant par d'autres procédures cliniques.

Nos amis auraient toutes les informations nécessaires pour prendre des décisions éclairées sur la meilleure approche pour leur situation particulière.

Chaque arme secrète que je dévoilais était accompagnée de conseils pratiques, de plans d'action concrets et de stratégies spécifiques.

Mon but était qu'ils soient parfaitement armés pour affronter la cellulite avec succès.

La victoire n'était plus une question de chance, mais une question de savoir-faire, de détails explicites et de détermination à combattre jusqu'au bout.

La Victoire sur la Cellulite :

Après avoir dévoilé mes armes secrètes pour lutter contre la cellulite, il était temps d'aborder la phase finale de notre enquête : la victoire sur cette ennemie coriace.

J'avais préparé nos clients à cette étape cruciale, et j'étais convaincu que la cellulite n'avait aucune chance face à notre détermination et à notre expertise.

L'Évaluation des Progrès :

La première étape vers la victoire consistait à évaluer les progrès. J'expliquai comment les atteints pouvaient suivre leur évolution, en prenant des mesures précises de leurs zones à problème, en notant les changements visuels et en évaluant leur bien-être général.

La cellulite était rusée, mais avec une surveillance attentive, nous saurions si nos stratégies étaient efficaces.

La Persévérance et la Consistance :

Je soulignai l'importance de la persévérance et de la consistance. La victoire sur la cellulite ne serait pas immédiate, mais elle viendrait à ceux qui persévéraient.

Les lecteurs du rapport devaient rester fidèles à leur plan d'action, maintenir leur alimentation équilibrée, suivre leur programme d'exercice et pratiquer la gestion du stress au quotidien.

La constance dans ces efforts était la clé du succès.

J'insistai sur le fait que la persévérance et la consistance étaient fondamentales.

La victoire ne venait pas d'un seul coup, mais elle était le fruit d'un engagement constant.

La consistance était la clé du succès à long terme.

Les Témoignages de Victoire :

Pour motiver davantage notre clientèle, je partageai des témoignages de personnes qui avaient déjà remporté la bataille contre la cellulite.

Leurs histoires de succès étaient inspirantes, prouvant que la victoire était à la portée de tous ceux qui s'investissaient dans la lutte.

Ces récits montraient que la cellulite pouvait être vaincue, quelle que soit sa forme ou sa gravité.

Voici leurs histoires :

Emma, une transformation inspirante :

Emma était une femme d'une trentaine d'années qui avait lutté contre la cellulite depuis son adolescence.

Elle était constamment découragée par l'apparence de sa peau et avait essayé de nombreux traitements sans succès.

Cependant, elle a décidé de ne pas abandonner et a opté pour une approche holistique pour combattre sa cellulite.

Emma a commencé par modifier son mode de vie en adoptant une alimentation équilibrée et en faisant de l'exercice régulièrement. Elle a intégré des aliments riches en antioxydants, en vitamines et en minéraux dans son régime alimentaire, tout en réduisant sa consommation de sucre et de gras saturés.

Elle a également incorporé des exercices ciblés pour renforcer les muscles des zones touchées par la cellulite.

En parallèle, Emma a exploré des traitements naturels pour améliorer la circulation sanguine et réduire l'apparence de la cellulite. Elle a utilisé des brosses de massage à sec pour stimuler la circulation lymphatique, a pratiqué des massages réguliers avec des huiles essentielles réputées pour leurs propriétés raffermissantes, et a même essayé des techniques de drainage lymphatique.

Au fil des mois, Emma a constaté des résultats encourageants.

Sa peau s'est raffermie, l'apparence de la cellulite s'est atténuée et elle a gagné en confiance en elle.

Elle a continué à suivre son programme de mode de vie sain et a même partagé son parcours sur les réseaux sociaux pour inspirer d'autres personnes à ne pas abandonner dans leur lutte contre la cellulite.

Mark, une transformation grâce à la musculation :

Mark était un homme dans la quarantaine qui avait toujours été en surpoids et avait une cellulite prononcée sur ses cuisses et ses fesses.

Il était déterminé à changer sa situation et a décidé de se tourner vers la musculation pour combattre la cellulite.

Mark s'est inscrit dans une salle de sport et a commencé un programme d'entraînement axé sur le renforcement musculaire.

Il a travaillé en étroite collaboration avec un entraîneur personnel qui lui a recommandé des exercices spécifiques pour cibler les muscles des jambes et des fesses.

Au fur et à mesure que Mark s'engageait dans son programme d'entraînement, il a constaté une augmentation de sa masse musculaire et une diminution de l'apparence de sa cellulite.

Les muscles plus toniques et développés ont contribué à améliorer la texture de sa peau et à réduire la visibilité des capitons.

Mark a également apporté des changements à son alimentation en augmentant sa consommation de protéines maigres, de légumes et de fruits, tout en limitant les aliments transformés et riches en sucre.

Cette combinaison d'entraînement régulier et d'une alimentation équilibrée a été la clé de sa transformation réussie.

Sarah, une approche combinée pour des résultats visibles :

Sarah était une jeune femme active qui aimait faire du sport et manger sainement, mais elle était frustrée par l'apparence persistante de la cellulite sur ses cuisses malgré ses efforts.

Elle a décidé d'adopter une approche combinée en utilisant à la fois des traitements professionnels et des techniques naturelles.

Sarah a commencé par consulter un professionnel de la santé spécialisé dans les traitements de la cellulite.

Elle a bénéficié de séances de radiofréquence, de cavitation ou de drainage lymphatique, qui ont contribué à réduire l'apparence de la cellulite et à améliorer la fermeté de sa peau.

En parallèle, Sarah a intégré des habitudes naturelles dans sa routine quotidienne.

Elle a utilisé des crèmes et des gels raffermissants contenant des ingrédients naturels comme la caféine et l'extrait de thé vert.

Elle a également pratiqué régulièrement des massages avec des ventouses en silicone pour stimuler la circulation lymphatique et réduire les capitons.

Grâce à cette approche combinée, Sarah a observé une nette amélioration de l'apparence de sa cellulite.

Sa peau est devenue plus lisse et plus ferme, et elle a retrouvé confiance en elle.

Elle continue à entretenir ses habitudes saines et à utiliser des techniques naturelles pour maintenir les résultats obtenus.

Ces histoires de réussite illustrent différentes approches pour combattre la cellulite, que ce soit par le biais d'un mode de vie sain, d'un renforcement musculaire ciblé, de traitements professionnels ou d'une combinaison de différentes méthodes. Chacune de ces personnes a trouvé une stratégie qui fonctionnait

pour elle et a obtenu des résultats motivants, ce qui montre que la

persévérance et l'adaptation sont essentielles dans la bataille

contre la cellulite.

Il est bon de reconnaitre que des méthodes précises pour mesurer les changements.

Des rubans à mesurer, des photos avant-après, et même des outils de diagnostic de peau pouvaient être utilisés pour suivre la transformation.

J'expliquai que cette surveillance attentive permettait de garder une trace précise de chaque victoire remportée sur la cellulite.

La Confiance en Soi Retrouvée :

Je mis également l'accent sur l'impact profond que la victoire sur la cellulite pouvait avoir sur la confiance en soi.

En éliminant cet ennemi sournois, les élèves pouvaient retrouver une estime de soi solide et sereine.

Ils se sentiraient mieux dans leur peau, prêts à affronter la vie avec assurance.

Pour en revenir avec ce que nous disions, Malon et moi, il faut aussi comprendre que la cellulite n'est pas une guerrière malveillante.

Je vous explique :

La cellulite fait partie de notre corps dès le plus jeune âge, même si elle peut ne pas être encore visible.

Voici une explication claire et concise, avec des exemples concrets :

Développement de la cellulite dès la petite enfance :

La cellulite se forme à partir de l'enfance, voire même dès la naissance.

Les cellules adipeuses, également appelées adipocytes, sont présentes dans notre corps dès le plus jeune âge.

Au fil de la croissance, ces cellules adipeuses se développent et se répartissent dans différentes parties du corps, notamment les cuisses, les fesses, les hanches et le ventre.

Structure des tissus adipeux et apparition de la cellulite :

Les tissus adipeux sont composés de lobules graisseux entourés de tissu conjonctif.

Chez les femmes, le tissu conjonctif a tendance à être organisé en compartiments verticaux, ce qui peut favoriser l'apparition de la cellulite.

Lorsque les cellules adipeuses se développent et que le tissu conjonctif se rigidifie, cela peut entraîner une compression des vaisseaux sanguins et lymphatiques, ainsi qu'une apparence bosselée de la peau.

Exemples concrets pour illustrer l'existence de la cellulite :

Imaginez un bébé joufflu. Même s'il ne présente pas encore de cellulite visible, il a déjà des cellules adipeuses dans son corps qui peuvent se développer et contribuer à la formation de la cellulite à mesure qu'il grandit.

Pensez à une jeune fille active et en bonne santé qui pratique des sports.

Même si elle a un mode de vie sain, elle peut toujours développer de la cellulite en raison de la structure de ses tissus adipeux et de facteurs génétiques.

Considérez une femme mince et athlétique. Même si elle a un pourcentage de graisse corporelle faible, elle peut toujours présenter de la cellulite en raison de la distribution des cellules adipeuses et de la rigidité du tissu conjonctif.

En résumé, la cellulite fait partie de notre corps dès le plus jeune âge en raison du développement normal des cellules adipeuses. Même sans être visible, elle peut exister en raison de la structure des tissus adipeux et du tissu conjonctif.

Il est important de comprendre que la cellulite n'est pas nécessairement liée à un mode de vie peu sain, mais plutôt à des facteurs anatomiques et génétiques.

Récapitulatif et exemples de solutions pratiques :

Solutions par chapitres :

Chapitre 1 : Le Mystère de la Cellulite :

Pour commencer à résoudre le mystère de la cellulite, voici quelques solutions pratiques et explicites :

Comprendre les facteurs de risque :

Identifiez les facteurs de risque qui peuvent contribuer à la cellulite, tels que le régime alimentaire déséquilibré, le manque d'exercice, les déséquilibres hormonaux, et le stress.

Par exemple, établissez un journal alimentaire pour suivre votre consommation quotidienne et identifiez les aliments riches en sucre et en graisses saturées.

Consultation d'un professionnel de la santé :

Consultez un dermatologue ou un médecin pour évaluer votre type de cellulite et obtenir des conseils personnalisés.

Cela peut inclure des recommandations sur les traitements médicaux ou esthétiques adaptés.

Adoptez une alimentation équilibrée :

Modifiez votre alimentation en incorporant davantage d'aliments riches en antioxydants, en fibres et en protéines maigres.

Par exemple, ajoutez des légumes verts, des agrumes et des poissons gras à votre régime alimentaire.

Engagez-vous dans une routine d'exercice régulière :

Intégrez des exercices de renforcement musculaire et de cardio dans votre programme d'entraînement.

Des squats, des fentes, et des exercices de tonification ciblés pour les cuisses et les fesses peuvent être efficaces.

Gérez le stress :

Pratiquez des techniques de gestion du stress comme la méditation, la respiration profonde, ou le yoga.

Par exemple, prenez 10 minutes chaque jour pour méditer et détendre votre esprit.

Hydratation adéquate :

Buvez suffisamment d'eau pour maintenir une peau bien hydratée. Utilisez également des crèmes hydratantes spécialement conçues pour réduire l'apparence de la cellulite, en massant doucement les zones affectées.

Consommez des compléments alimentaires :

Certains compléments alimentaires, comme la vitamine C, peuvent favoriser la production de collagène et améliorer l'apparence de la peau.

Consultez un professionnel de la santé avant de prendre des suppléments.

Procédures médicales ou esthétiques :

Si vous souhaitez des résultats plus rapides, envisagez des procédures médicales telles que la radiofréquence, la liposuccion, ou des massages spécifiques pour la cellulite.

Consultez un professionnel de la santé pour discuter des options disponibles.

Suivi et adaptation :

Surveillez régulièrement vos progrès en prenant des mesures précises et en notant les changements visuels. Adaptez votre plan en conséquence, en fonction de vos résultats et de vos besoins.

Motivez-vous avec des témoignages de réussite :

Cherchez des témoignages de personnes qui ont réussi à réduire leur cellulite grâce à des méthodes spécifiques.

Ces histoires de succès peuvent vous motiver et vous donner des idées pour votre propre plan.

Restez persévérant et constant :

Rappelez-vous que la victoire sur la cellulite demande du temps et de l'effort.

Restez fidèle à votre plan d'action et maintenez votre engagement sur le long terme.

En suivant ces solutions pratiques et explicites, vous serez mieux armé pour résoudre le mystère de la cellulite et travailler efficacement à sa réduction.

N'oubliez pas que la persévérance et la cohérence dans vos efforts sont essentielles pour obtenir des résultats durables.

Chapitre 2 : Les Indices Cachés :

Pour percer les secrets de la cellulite et identifier les indices cachés, voici des solutions pratiques et explicites :

Auto-examen de la peau :

Prenez l'habitude d'examiner régulièrement votre peau à la recherche de signes de cellulite.

Utilisez un miroir ou demandez à quelqu'un de vous aider à inspecter les zones affectées, comme les cuisses, les fesses ou l'abdomen.

Vous pourriez repérer des petites bosses, des dépressions ou une texture de peau inégale.

Utilisation d'une loupe ou d'un appareil photo :

Pour des détails plus précis, utilisez une loupe ou un appareil photo macro pour examiner de près les zones concernées.

Prenez des photos pour garder une trace de l'évolution de la cellulite au fil du temps.

Mesure des circonférences corporelles :

Utilisez un ruban à mesurer pour prendre des mesures précises de différentes parties de votre corps.

Cela vous aidera à identifier les zones où la cellulite est la plus présente et à surveiller les changements au fil du temps.

Texture de la peau au toucher :

Explorez la texture de votre peau en la palpant doucement. La cellulite peut donner une sensation de bosse ou de creux sous la peau.

Vous pouvez effectuer cette vérification pendant votre routine d'application de crème hydratante.

Photographie sous différents angles et éclairages :

Prenez des photos de votre peau sous différents angles et éclairages pour repérer les zones où la cellulite est la plus visible. Cela vous aidera à comprendre comment la lumière peut affecter son apparence.

Utilisation de méthodes de mesure professionnelles :

Consultez un professionnel de la santé ou un dermatologue pour des méthodes de mesure plus avancées, telles que l'échographie ou la thermographie, qui peuvent révéler des détails subtils de la cellulite.

Tenir un journal visuel :

Créez un journal visuel de votre cellulite en collant des photos et en notant vos observations.

Cela vous permettra de suivre l'évolution de la cellulite au fil du temps et de documenter l'efficacité de vos stratégies de réduction.

Consultation avec un professionnel de la santé :

Si vous êtes préoccupé par l'apparence de votre cellulite, consultez un professionnel de la santé ou un dermatologue pour un diagnostic précis et des conseils sur les traitements disponibles.

En utilisant ces méthodes pratiques et explicites, vous serez en mesure d'identifier les indices cachés de la cellulite sur votre propre corps.

Cela vous permettra de mieux comprendre la nature de ce défi et de prendre des mesures spécifiques pour la combattre de manière ciblée.

N'oubliez pas que la connaissance des détails est la clé pour mieux comprendre et résoudre ce mystère de la cellulite.

Chapitre 3 :

Les Complices de la Cellulite :

Pour dévoiler les complices de la cellulite et les combattre, voici des solutions pratiques et explicites avec des exemples concrets :

Chapitre 3.1 :
Le Régime Alimentaire Complaisant :

Solution pratique : Élaborez un plan alimentaire équilibré en réduisant la consommation de sucre raffiné, de graisses saturées et d'aliments transformés.

Exemple concret : Remplacez les collations riches en sucre par des options plus saines, comme des fruits frais ou des noix.

Optez pour des protéines maigres comme le poulet grillé au lieu de viandes grasses.

Chapitre 3.2 :
Le Sédentarisme Complice :

Solution pratique : Intégrez l'exercice dans votre routine quotidienne en planifiant des séances d'entraînement régulières.

Exemple concret : Marchez au moins 30 minutes par jour, faites des exercices de renforcement musculaire deux fois par semaine, et prenez les escaliers au lieu de l'ascenseur lorsque c'est possible.

Chapitre 3.3 :
Les Déséquilibres Hormonaux De l'Ombre :

Solution pratique : Identifiez les facteurs qui peuvent causer des déséquilibres hormonaux et recherchez des moyens de les corriger.

Exemple concret : Consultez un médecin pour discuter des options de traitement si vous suspectez un déséquilibre hormonal, comme le traitement hormonal substitutif pour les femmes en ménopause.

Chapitre 3.4 :
Le Stress, Complice Insoupçonné :

Solution pratique :
Mettez en place des techniques de gestion du stress dans votre vie quotidienne.
Exemple concret :
Pratiquez la méditation pendant 10 minutes chaque matin pour réduire le stress.
Prenez des pauses relaxantes au travail pour vous détendre et respirez profondément lorsque vous sentez le stress monter.

En suivant ces solutions concrètes, vous pouvez affaiblir les complices de la cellulite et lui rendre la tâche plus difficile.

La lutte contre la cellulite devient alors une série d'actions pratiques et réalisables, permettant de reprendre le contrôle sur votre peau et votre bien-être.

La cellulite peut être tenace, mais avec une approche stratégique, vous pouvez la vaincre.

Chapitre 4 :

La Traque de la Cellulite :

Nous allons aborder la traque de la cellulite avec des solutions pratiques et explicites :

Chapitre 4.1 :
L'Étude des Modes Opératoires :

Solution pratique :

Consacrez du temps à la recherche et à la compréhension des mécanismes de la cellulite en consultant des études scientifiques et médicales.

Exemple concret :

Lisez des articles de recherche sur les processus cellulaires impliqués dans la formation de la cellulite, notamment la lipogenèse et la microcirculation.

Chapitre 4.2 :

L'Interrogatoire des Témoins Oculaires :

Solution pratique :

Entrez en contact avec des personnes ayant fait face à la cellulite et recueillez leurs expériences et leurs conseils.

Exemple concret :

Discutez avec des amis ou rejoignez des communautés en ligne dédiées à la lutte contre la cellulite pour partager des expériences et obtenir des témoignages.

Chapitre 4.3 :

L'Élaboration du Plan d'Attaque :

Solution pratique :

Créez un plan d'attaque personnalisé en fonction de vos connaissances acquises et des conseils d'experts.

Exemple concret :

Établissez un calendrier d'exercices, de repas équilibrés et de séances de gestion du stress pour une semaine complète.

Chapitre 4.4 :

L'Entraînement Intensif :

Solution pratique :

Engagez-vous dans un programme d'entraînement qui cible spécifiquement les zones où la cellulite est présente.

Exemple concret :

Incluez des exercices de squat, de fente, de step, et de cardio dans votre routine d'entraînement pour renforcer les muscles des cuisses et des fesses.

Chapitre 4.5 : Le Début de la Traque :

Solution pratique :

Commencez à suivre votre plan d'attaque, en prenant des mesures pour évaluer les progrès.

Exemple concret :

Prenez des photos de vos zones à problème avant de commencer et mesurez périodiquement vos progrès pour déterminer l'efficacité de votre approche.

En appliquant ces solutions pratiques, vous commencerez à traquer la cellulite de manière méthodique et déterminée.

Chaque étape vous rapprochera un peu plus de la victoire.

La cellulite peut être un adversaire rusé, mais avec une stratégie bien pensée, vous avez toutes les chances de la vaincre.

Chapitre 5 :

Les Armes Secrètes :

Dans ce chapitre, nous allons explorer les armes secrètes pour combattre la cellulite avec des solutions pratiques et explicites, accompagnées d'exemples concrets :

Chapitre 5.1 :

L'Alimentation Éclairée :

Solution pratique :

Adoptez une alimentation riche en antioxydants, en fibres et en protéines maigres.

Exemple concret :

Intégrez des légumes à feuilles vertes, des baies, du saumon et des noix dans vos repas pour favoriser la réduction de la cellulite.

Chapitre 5.2 :

L'Exercice Stratégique :

Solution pratique :

Intégrez des exercices de renforcement musculaire, de cardio et de tonification ciblée dans votre routine d'entraînement.

Exemple concret :

Ajoutez des squats, des fentes, des burpees et des exercices de musculation spécifiques aux zones touchées par la cellulite à votre programme.

Chapitre 5.3 :

L'Hydratation Réparatrice :

Solution pratique :

Buvez suffisamment d'eau et utilisez des crèmes hydratantes spécialement conçues pour la cellulite.

Exemple concret :

Assurez-vous de boire au moins 8 verres d'eau par jour et appliquez une crème hydratante à base de caféine sur les zones à problèmes.

Chapitre 5.4 :

La Gestion du Stress :

Solution pratique :

Pratiquez régulièrement des techniques de gestion du stress comme la méditation et la respiration profonde.

Exemple concret :

Allouez 10 minutes chaque soir à la méditation de pleine conscience pour réduire le stress et favoriser un sommeil de qualité.

Chapitre 5.5 :

Les Traitements Avancés :

Solution pratique :

Explorez les options de traitements médicaux et esthétiques pour cibler directement la cellulite.

Exemple concret :

Consultez un professionnel de la santé pour discuter des traitements tels que la radiofréquence, la liposuccion ou les massages spécifiques à la cellulite.

En utilisant ces armes secrètes de manière stratégique et régulière, vous renforcez votre arsenal pour combattre la cellulite de manière efficace.

Chacune de ces solutions apporte une contribution essentielle à votre bataille contre la cellulite, vous rapprochant de la victoire. La cellulite peut être une ennemie tenace, mais avec ces armes à votre disposition, vous avez tous les moyens de la vaincre.

Chapitre 6 :

La Victoire sur la Cellulite :

Maintenant, explorons la voie vers la victoire sur la cellulite avec des solutions pratiques et explicites, accompagnées d'exemples concrets :

Chapitre 6.1 :

L'Évaluation des Progrès :

Solution pratique :

Mesurez régulièrement les zones affectées par la cellulite pour suivre les changements.

Exemple concret :

Prenez des photos avant et après, mesurez votre circonférence corporelle et notez vos observations dans un journal pour documenter vos progrès.

Chapitre 6.2 :

La Persévérance et la Consistance :

Solution pratique :

Restez engagé dans votre plan de combat contre la cellulite et maintenez une routine constante.

Exemple concret :

Gardez un calendrier d'exercices, de repas équilibrés et de sessions de gestion du stress, en vous rappelant que la cohérence est essentielle pour des résultats durables.

Chapitre 6.3 :

Les Témoignages de Victoire :

Solution pratique :

Cherchez l'inspiration auprès de personnes ayant réussi à réduire leur cellulite :

Exemple concret :

Lisez des témoignages en ligne ou rejoignez des groupes de soutien pour partager vos expériences et encourager les autres.

Chapitre 6.4 :

La Confiance en Soi Retrouvée :

Solution pratique :

Réfléchissez à l'impact positif sur votre estime de soi lorsque vous gagnez la bataille contre la cellulite.

Exemple concret :

Utilisez cette nouvelle confiance pour vous fixer d'autres objectifs de bien-être, comme adopter un mode de vie plus sain ou prendre part à des activités qui vous passionnent.

Chapitre 6.5 :

La Conclusion de l'Affaire Cellulite :

Solution pratique :

Restez vigilant et continuez à appliquer vos stratégies de combat, même après avoir atteint vos objectifs.

Exemple concret :

Intégrez vos nouvelles habitudes de manière permanente dans votre vie pour maintenir votre victoire sur la cellulite.

En suivant ces solutions pratiques, vous pourrez non seulement remporter la victoire sur la cellulite, mais aussi maintenir vos gains à long terme.

La cellulite peut être tenace, mais votre persévérance et votre détermination vous mèneront à la réussite.

Vous deviendrez l'exemple vivant de la victoire sur ce défi courant de la santé de la peau.

Récapitulation :

Argumentation :

Dans ce chapitre, nous passons à l'action en expliquant comment traquer la cellulite. Nous montrons pourquoi l'investigation minutieuse est nécessaire. En utilisant des méthodes telles que l'auto-examen de la peau, la photographie et la mesure, nous donnons aux lecteurs des outils pratiques pour surveiller leur progression. La traque de la cellulite est essentielle car elle permet de mesurer les résultats et d'adapter les stratégies en conséquence.

Les Armes Secrètes :

Argumentation :

Dans ce chapitre, nous introduisons les armes secrètes pour combattre la cellulite. Nous expliquons pourquoi chaque arme, de l'alimentation éclairée à l'hydratation réparatrice en passant par l'exercice stratégique, est essentielle dans la lutte contre la cellulite. Nous montrons comment chaque élément de cette "arsenal anticellulite" joue un rôle spécifique dans la réduction de la cellulite.

Les lecteurs doivent comprendre l'importance de ces armes pour se préparer à la bataille à venir.

La Victoire sur la Cellulite :

Argumentation :

Enfin, dans ce chapitre, nous expliquons que la victoire sur la cellulite est l'objectif ultime. Nous montrons comment l'évaluation des progrès, la persévérance, les témoignages de victoire et la confiance en soi retrouvée sont tous des éléments essentiels de cette victoire.

Nous soulignons que la cellulite peut être vaincue, mais cela nécessite un engagement continu et une compréhension approfondie de la bataille à mener.

Ce chapitre est le point culminant du livre, où nous inspirons les lecteurs à croire en la possibilité de leur propre victoire sur la cellulite.

Les Armes Secrètes :

Exemple :

Exemple dramatique avec un soupçon d'humour noir :

"Lorsque la victoire sur la cellulite frappa à la porte de Gloria, une danseuse acharnée, elle pleura de joie en disant : 'J'ai gagné la bataille, mais je me sens toujours un peu comme une espionne en fuite. La cellulite ne me manque pas, mais elle avait une manière de me surprendre, comme un bon scénario de film noir.'

Ces exemples fictifs plongent les lecteurs dans l'univers de l'enquête menée par Ray la Science, mêlant drame et humour noir pour illustrer la lutte contre la cellulite de manière captivante et mémorable.

Lutte Contre les Pressions Sociales :

Les pressions sociales et les normes de beauté irréalistes ont un impact sur la confiance en soi de nombreuses personnes.

Ce livre aide à briser ces stéréotypes en montrant que la cellulite est un problème normal, mais gérable.

En fin de compte, ce livre vise à éduquer, à inspirer et à donner aux lecteurs les outils nécessaires pour mieux comprendre et combattre la cellulite.

Il s'agit d'une ressource précieuse pour quiconque est concerné par ce problème de santé de la peau et souhaite agir pour améliorer sa qualité de vie.

Découverte:

La cellulite, en tant que phénomène médical et esthétique, n'a pas été "découverte" à proprement parler à une date spécifique.

Elle est plutôt le résultat d'une compréhension progressive de la physiologie humaine, des tissus adipeux et de la manière dont ils peuvent influencer l'apparence de la peau.

Le terme "cellulite" lui-même est apparu pour la première fois en France au début du 20e siècle.

Il a été utilisé pour décrire l'apparence de la peau qui semble avoir des zones de "capitons" ou de "fosscttcs" causées par des dépôts de graisse sous la peau.

La cellulite est devenue un terme couramment utilisé pour décrire ce phénomène.

Cependant, les premières observations de changements dans l'apparence de la peau liés à la graisse sous-cutanée remontent à bien plus longtemps.

Les médecins et les chercheurs ont progressivement compris les facteurs sous-jacents qui contribuent à l'apparition de la cellulite, notamment les hormones, la génétique, l'âge, le sexe et le mode de vie.

Ainsi, il n'y a pas de date spécifique de "découverte" de la cellulite, car elle est le résultat d'une compréhension graduelle des phénomènes physiologiques et esthétiques de la peau et de la graisse sous-cutanée.

Elle est devenue un sujet d'intérêt médical, de recherche et de discussion dans le domaine de la dermatologie et de la médecine esthétique au fil des ans.

La compréhension de la cellulite s'est développée au fil des décennies, et voici quelques points clés supplémentaires :

Évolution des Recherches :

Au fur et à mesure que la recherche médicale progressait, les scientifiques ont commencé à mieux comprendre les mécanismes sous-jacents de la cellulite.

Cela a permis de développer des traitements et des interventions plus efficaces pour atténuer son apparence.

Facteurs de Risque :

Les chercheurs ont identifié divers facteurs de risque liés à la cellulite, notamment le sexe,

l'âge, la génétique, les hormones et le mode de vie.

Comprendre ces facteurs a aidé à expliquer pourquoi certaines personnes sont plus sujettes à la cellulite que d'autres.

Traitements et Solutions :

Au fil du temps, de nombreuses options de traitement ont été développées pour réduire l'apparence de la cellulite.

Celles-ci vont des crèmes topiques et des massages aux procédures médicales telles que la liposuccion, la radiofréquence et les traitements au laser.

Éducation Publique :

La sensibilisation à la cellulite s'est également accrue, en grande partie grâce aux médias, aux magazines de beauté et aux campagnes publicitaires.

Cela a contribué à briser certains stéréotypes de beauté et à encourager la discussion sur l'image corporelle.

Reconnaissance Médicale :

La cellulite est désormais reconnue comme un problème de peau courant qui n'est pas nécessairement lié à l'obésité ou à un manque de forme physique.

Les dermatologues et les professionnels de la médecine esthétique sont mieux équipés pour

conseiller les patients sur la gestion de la
cellulite.

En résumé, la compréhension de la cellulite a
évolué au fil du temps, passant d'une simple
observation de l'apparence de la peau à une
compréhension plus approfondie de ses causes
potentielles et de ses traitements possibles.

Cette évolution continue à influencer la
manière dont la cellulite est perçue et traitée
aujourd'hui.

Recommandations :

Les spécialistes recommandent une combinaison d'exercices pour aider à réduire l'apparence de la cellulite en renforçant les muscles, en brûlant les graisses et en améliorant la circulation sanguine.

Voici quelques-uns des exercices recommandés :

Squats :

Les squats ciblent les muscles des cuisses, des fesses et des jambes. Ils renforcent les muscles sous-cutanés, ce qui peut contribuer à lisser l'apparence de la peau.

Pour effectuer des squats, tenez-vous debout, écartez les pieds à la largeur des épaules, pliez

    Raymond Mialon

les genoux en gardant le dos droit, puis remontez.

Fentes :

Les fentes sont excellentes pour travailler les muscles des cuisses et des fesses.

Pour effectuer des fentes, faites un grand pas en avant avec une jambe, pliez les genoux jusqu'à ce que les deux jambes forment un angle de 90 degrés, puis revenez à la position de départ.

Exercices de Glute Bridge :

Ces exercices renforcent les muscles fessiers, contribuant ainsi à raffermir la zone des fesses.

Pour un pont fessier, allongez-vous sur le dos, pliez les genoux, et soulevez les hanches vers le plafond tout en contractant les fessiers.

Exercices Cardiovasculaires :

Les exercices cardiovasculaires tels que la course à pied, la marche rapide, la natation et le vélo peuvent aider à brûler les graisses corporelles, ce qui peut réduire la visibilité de la cellulite.

Ces activités augmentent également la circulation sanguine, favorisant ainsi le métabolisme.

Exercices de Musculation Générale :

L'entraînement musculaire général, y compris les exercices avec des poids ou des bandes de résistance, peut renforcer l'ensemble du corps, y compris les zones touchées par la cellulite.
Cela peut contribuer à améliorer la texture de la peau.

Yoga et Pilates :

Ces méthodes de renforcement musculaire et d'étirement favorisent la flexibilité, la posture et le tonus musculaire, ce qui peut aider à réduire l'apparence de la cellulite.

Exercices de Musculation pour les Bras :

Le renforcement des bras peut aider à améliorer la circulation sanguine et à tonifier les bras, créant un aspect plus uniforme de la peau.

Exercices de Kettlebell :

L'utilisation de kettlebells dans les mouvements de balancement peut renforcer les muscles tout en brûlant des calories.
Il est important de noter que la clé pour réduire la cellulite réside dans la cohérence et la variété de l'exercice.

Un programme d'entraînement régulier combinant différents types d'exercices, y compris le cardio, la musculation et les exercices de tonification spécifiques, peut-être le plus efficace pour lutter contre la cellulite. De plus, une alimentation équilibrée et une hydratation adéquate sont essentielles pour obtenir les meilleurs résultats.

Il est recommandé de consulter un professionnel de la santé ou un entraîneur personnel pour personnaliser un programme d'exercices en fonction de vos besoins et de votre condition physique actuelle.

Attention!

Il est important de prendre en compte que lorsque vous envisagez de suivre des solutions pour réduire l'apparence de la cellulite, il est préférable de consulter un professionnel de la santé ou un entraîneur personnel plutôt que de s'adresser à n'importe qui.

Voici pourquoi :

Individualisation des Besoins :

Chaque personne est unique, et les solutions pour réduire la cellulite peuvent varier en fonction de facteurs tels que l'âge, le sexe, le niveau de forme physique, la génétique et d'autres considérations médicales.

Un professionnel qualifié peut personnaliser un plan qui répond spécifiquement à vos besoins.

Sécurité et Prévention des Blessures :
Certains exercices et traitements peuvent être
contre-indiqués pour certaines personnes en
raison de problèmes de santé sous-jacents.
Un professionnel de la santé peut évaluer
votre état de santé et vous conseiller sur les
approches les plus appropriées pour vous,
tout en minimisant le risque de blessures.

Efficacité :
Un professionnel de la santé ou de la remise
en forme possède l'expertise nécessaire pour
recommander des exercices et des traitements
qui ont fait leurs preuves dans la réduction de
la cellulite. Ils peuvent également vous aider à
élaborer un plan d'entraînement cohérent et
durable pour obtenir les meilleurs résultats.

Suivi et Motivation :

Travailler avec un professionnel de la santé ou de la remise en forme peut vous offrir un soutien continu et une motivation pour maintenir votre programme d'exercices et votre régime alimentaire, ce qui est essentiel pour obtenir des résultats à long terme.

Conseils Nutritionnels :

En plus de l'exercice, l'alimentation joue un rôle clé dans la gestion de la cellulite. Les professionnels qualifiés peuvent fournir des conseils nutritionnels adaptés à vos besoins pour optimiser vos efforts de réduction de la cellulite.

En fin de compte, il est recommandé de consulter un professionnel de la santé, tel qu'un médecin, un nutritionniste ou un entraîneur personnel, avant de commencer tout programme de réduction de la cellulite. Ils peuvent évaluer votre situation individuelle, vous donner des recommandations basées sur des preuves scientifiques et vous guider tout au long du processus pour vous assurer que vous suivez une approche efficace et sécuritaire pour atteindre vos objectifs.

La Conclusion de l'Affaire Cellulite :

En fin de compte, la cellulite n'était plus l'espionne insaisissable qu'elle avait été au début de notre enquête.

Elle avait été exposée, traquée et mise en échec.

La victoire était nôtre.

Mais il était important de rappeler que la lutte contre la cellulite était un combat continu.

Elle pouvait tenter de revenir, mais nous serions prêts à la repousser.

Je concluais mon enquête avec un sentiment de satisfaction, sachant que nous avions démystifié l'intrigue de la cellulite et que nous avions offert à nos clients et aux lecteurs les outils nécessaires pour la combattre.

La victoire était douce, mais la persévérance serait la clé pour la maintenir.

Chers lecteurs, que cette enquête sur la cellulite vous inspire et vous encourage dans votre propre lutte.

La victoire est à portée de main, à condition que vous poursuiviez votre quête avec détermination et confiance en vous.

La cellulite peut être un adversaire rusé, mais elle ne résistera pas à votre résolution inébranlable.

Je conclus mon enquête avec une satisfaction profonde, sachant que nous avions dévoilé tous les détails de la conquête sur la cellulite.

Les lecteurs disposaient désormais d'une feuille de route détaillée pour leur propre victoire.

La cellulite pouvait être un adversaire rusé, mais elle était désormais à la merci de leur détermination inébranlable.

La victoire était leur récompense pour avoir embrassé cette lutte avec toute la rigueur et l'attention aux détails nécessaires.

Les lecteurs disposent désormais d'une feuille de route détaillée pour leur propre victoire.

La cellulite pouvait être un adversaire rusé, mais elle était désormais à la merci de leur détermination inébranlable.

La victoire était leur récompense pour avoir embrassé cette lutte avec toute la rigueur et l'attention aux détails nécessaires.

Sachez toutefois que :

Lorsqu'il s'agit de conseiller les personnes atteintes de cellulite sur le plan psychologique, il est important de leur rappeler que la cellulite est une caractéristique naturelle du corps et qu'elle ne devrait pas être source de honte ou d'inconfort.

Voici quelques conseils pour les aider à adopter une perspective positive :

Cultiver l'estime de soi :

Encouragez-les à se concentrer sur leurs qualités et leurs forces plutôt que sur leurs imperfections.

Soulignez l'importance de l'amour et de l'acceptation de soi, indépendamment de l'apparence physique.

Encouragez-les à pratiquer l'autocompassion et à se traiter avec bienveillance.

Promouvoir une image corporelle positive : Rappelez-leur que la beauté ne se résume pas à une apparence sans imperfections.

Mettez en avant des exemples de personnes célèbres ou admirées qui ont de la cellulite et qui sont fières de leur corps.

Soulignez l'importance de la diversité corporelle et de l'acceptation de tous les types de corps.

Encourager un mode de vie sain : Mettez l'accent sur l'adoption de habitudes de vie saines, telles que l'alimentation équilibrée et l'exercice régulier, pour favoriser la confiance en soi et le bien-être général.

Expliquez que ces habitudes peuvent aider à améliorer la santé globale et à renforcer l'estime de soi, indépendamment de l'apparence de la cellulite.

Favoriser une communication ouverte : Encouragez les personnes à parler de leurs préoccupations et de leurs émotions liées à la cellulite avec des amis, des membres de la famille ou des professionnels de la santé. Assurez-vous qu'ils se sentent soutenus et écoutés, et offrez-leur des conseils appropriés pour gérer leur estime de soi.

Il est essentiel de rappeler aux personnes atteintes de cellulite qu'elles ne sont pas seules et qu'elles peuvent vivre une vie épanouissante

et heureuse, indépendamment de leur apparence physique.

En leur fournissant un soutien émotionnel et en les aidant à développer une attitude positive envers leur corps, nous pouvons les aider à surmonter les sentiments négatifs liés à la cellulite.

Les informations que j'ai fournies sont basées sur des connaissances générales et des concepts largement acceptés concernant la cellulite et son développement.

Vous pouvez trouver des informations supplémentaires et des références dans des publications scientifiques, des livres ou des articles de recherche sur le sujet de la cellulite et de la physiologie du corps humain.

Adieu cellulite.   *La connaitre pour mieux la combattre.*

Raymond Mialon

Adieu cellulite.   *La connaitre pour mieux la combattre.*

Raymond Mialon